AF332749

SUR LE COURS DE LA BILE.

PAR LE Dr LEROY-D'ÉTIOLLES.

MARS 1843.

Les anciens avaient attribué au foie une importance qui leur semblait en rapport avec son volume. Hippocrate, Arœté, Galien, le considéraient comme l'origine des veines, ῥίζωσις φλεβῶν, ἧπαρ γίγνεται. Il recevait l'essence des aliments, ἐν ὑγείη μὲν ὅππερ τὸ κράτος τῆς τροφῆς τὸ ἧπαρ ἴσχει (Arœteus, lib. 1. 13). Suivant Galien, les veines mésaraïques étaient chargées d'apporter au foie cette partie essentielle des aliments, le chyle. L'une de ces erreurs, cependant, n'était pas partagée par un des plus grands hommes de l'antiquité, par Aristote, qui faisait partir les veines du cœur; mais pour lui, il n'existait pas de différence entre les artères et les veines; les deux gros vaisseaux que l'on voit au-devant du rachis sont deux veines, et l'une, plus nerveuse, a reçu le nom d'aorte.

Δύο φλέβες εἰσιν ἐν τῷ θώρακι, κατὰ τὴν ῥαχιν μὲν, ἐντος δὲ κείμεναι ταύτης ἡ μὲν μείζων, ἐν τοῖς ἔμπροσθεν, ἡ δ' ἐλάττων ὄπισθεν ταύτης. Καὶ ἡ μεν μείζων ἐν τοῖς δεξιοις μᾶλλον· ἡ δὲ ἐλαττων, ἐν τοῖς ἀριστεροῖς, ἣν καλεουσι τινες ἀορτήν Αὗται δεχουσι τὰς αρχας ἀπὸ της καρδιας (1).

(1) Puisque je trouve l'occasion de citer Aristote, je rappellerai un autre passage voisin du précédent, et dont les envieux d'Arvey, qui découvrit les lois de la circulation, auraient pu tirer parti à cause de son ambiguïté. « Le sang le plus épais, est-il dit, est bu par les par-

Pour faciliter la circulation dans l'organe que l'on supposait chargé de la sanguification, on jugea nécessaire de joindre un organe contractile, que l'on nomma le cœur abdominal, *cor abdominale*. Peu à peu toutes ces fonctions accumulées dans le foie par une croyance de plusieurs siècles lui furent enlevées ; trois hommes surtout y contribuèrent : Harvey en démontrant les véritables lois de la circulation ; Pecquet en découvrant les usages du canal thoracique et montrant le chyle arrivant dans la veine sous-clavière, tandis que l'opinion des anciens le dirigeait vers le foie (car Asselius, qui découvrit les canaux lactés, ne les avait pas détournés de cette route) ; Bartholinus enfin, en transformant les prétendus vaisseaux chylifères du foie en vaisseaux lymphatiques semblables à ceux de toutes les autres parties du corps.

Cependant le foie ne se vit pas enlever ainsi une à une ses fonctions sans être vivement défendu par ses partisans, qui, comme le dit Malpighi, combattaient pour leurs foyers et leurs dieux, *qui pro focis et aris ad tuendam jecoris dignitatem dimicabant.* Deusingius, Riolanus, Bilsius surtout, ne voulaient pas permettre que la totalité du chyle allât se mêler au sang, et, dans leur théorie, ils en ramenaient une portion du canal thoracique vers le foie ; mais cette opinion ne put tenir devant les raisons et les expériences de Bartholinus, qui célébra sa victoire dans un écrit intitulé *Hepatis desperata causa*.

Forcés de céder à l'évidence et ne pouvant plus former

« ties charnues ; mais, après les avoir traversées pour arriver à ces lieux,
« il redevient limpide, chaud et écumeux. »

Τὸ δέ αἷμα, τὸ μὲν παχύτατον ὑπο των σαρκώδων ἐκπινεται ὑπερβαλὸν δὲ εἰς τοὺς τοπους τουτους λεπτον καὶ ερμὸν καὶ αφρωδες γινεται.

Un commentateur malintentionné pourrait voir dans ce passage la circulation, l'aller d'une sorte de sang et le retour d'un sang différent, la transformation du sang veineux en sang artériel.

le sang dans le foie avec les produits de la digestion, quelques anatomistes ont admis, non sans une apparence de raison, que le sang veineux éprouve dans cet organe des modifications non encore bien appréciées, et qu'ils supposaient importantes à l'accomplissement des fonctions vitales ; mais pour rendre cette élaboration plus complète et plus efficace, ils ont imaginé de ramener dans le foie une portion de la bile déposée dans la vésicule du fiel, afin de la mêler au sang de la veine porte : *a qua expressa per proprios ductus sanguini in jecore superaddatur, et affundatur ad faciliorem hematosim* (Bachius). Pour expliquer ce retour. plusieurs ont supposé une communication directe au moyen de vaisseaux extrêmement ténus entre le foie et le fond de la vésicule biliaire. Cette hypothèse ne put être justifiée par l'observation anatomique, et il resta démontré ceci seulement : que le foie est l'organe sécréteur de la bile ; qu'une partie de ce liquide arrive directement dans le duodénum, et qu'une autre reflue dans la vésicule biliaire, où elle acquiert plus de viscosité, une coloration plus foncée. d'où elle ressort pour se mêler à la bile hépatique et favoriser l'accomplissement des fonctions digestives.

Alors, aux grands combats succédèrent des discussions mesquines, et l'on se mit à se disputer un lambeau du manteau de ce roi déchu. On agita la question du cours de la bile dans le conduit cystique, et les replis dont est garni l'intérieur de ce canal devinrent le texte de longs commentaires. Les uns nièrent l'existence de ces valvules, et à leur tête, Glysson, le célèbre anatomiste, qui ne voulait même pas en admettre près de l'origine du canal au-dessous du col de la vésicule, où se trouve la plus apparente. *Anatomici quidam*, dit-il, *in hoc ductu valvulas quasdam affixerunt, unamque hoc ipso in loco statuunt. Crediderim autem fibrosum hunc anulum iis pro valvula imposuisse.* D'autres. en bien plus grand nombre, reconnurent ces valvules ;

mais entre ceux-ci s'éleva une discussion nouvelle : les uns veulent n'y voir que des replis plus ou moins réguliers, plus ou moins nombreux, qui garnissent le conduit cystique, et parmi eux nous citerons Spigelius, Bauhinus, Ruysch, Duvernay, Vieusseus, Cassebohen ; d'autres reconnaissent à ces valvules une forme régulière en spirale ; tels sont Heister, Vater, Teichmeyer, Riolan, et tout récemment M. Amussat, qui, pour fixer l'attention sur ce point d'anatomie depuis longtemps délaissé, a comparé cette valvule *à une vis d'Archimède renversée*, métaphore vicieuse, en ce qu'elle donne une fausse idée de la disposition anatomique et de la fonction qu'elle est chargée d'accomplir. *Qu'est-ce, en effet, qu'une vis d'Archimède qui n'est pas susceptible de rotation, qui n'a point de noyau autour duquel rampe l'hélice et qui lui serve d'axe ; qui doit fonctionner sous toutes les inclinaisons, même dans la position horizontale ? Et puis ce mot renversée, que veut-il dire ? qu'est-ce qu'une vis d'Archimède renversée ?* (1)

(1) Malgré des points de contact assez multipliés, je m'étais jusqu'ici maintenu dans d'assez bons rapports avec M. Amussat ; nous n'avions rien de bien direct à débattre au sujet de l'invention de la lithotritie, car je ne le troublais point dans son culte pour la sonde droite, et je lui laissais l'innocent plaisir de répéter que le cathétérisme rectiligne était toute la lithotritie ; que m'importaient d'ailleurs ses rénovations scientifiques, pourvu que je n'en fisse pas les frais ? Mais dans l'exposé de ses titres à la place vacante dans le sein de l'Académie des Sciences, M. Amussat s'est avisé de dire, en m'assimilant à M. Civiale, « que, loin d'avoir con-« tribué au développement de la lithotritie, je l'ai fait dévier de la « bonne voie dans laquelle, lui, était entré le premier » Ceci est trop direct pour être souffert. M. Amussat ne devra donc pas s'étonner si je dépose ma mansuétude habituelle à son égard, et si je lui rends aujourd'hui guerre pour guerre. Jamais je n'ai été, jamais, j'espère, je ne serai l'agresseur vis-à-vis de qui que ce soit ; mais j'adopte volontiers l'emblème du chardon d'Écosse et son exergue *Nemo me impune lœdit*. Je ne disconviens donc pas que ce mémoire soit l'œuvre d'une colère que je crois légitime ; mais en même temps je me suis efforcé d'en faire

Caldesi a commis une erreur en attribuant à Malpighi la découverte de la valvule du canal cystique ; voici comment il s'exprime : « Che dentro al dutto cystico dell'
« nomo vi sieno delle valvule, non e da mettere in dubio
« perche oltre averle io molte volte vedute con l'occasione
« di fare queste esperienze intorno al moto della bile. Elle
« furono grand tempo fa scoperte dal sapienti sign. Mar-
« cello Malpighi splendore del nostro secolo. » (*Observa
zioni anatomiche.) Malpighi, dans son traité *De Hepate*, ne
parle des valvules du canal cystique que pour relater l'o-
pinion de Bachius : « Argumentum ex unico foramine qu
« cystis fellea pollet deducit per quod nequaquam ingre-
« ditur bilis, *cum valvulis seminularibus firmatur.* »

D'autres ont attribué à Ruysch la première indication de cette valvule avec encore moins de raison, puisque non-seulement il avait été devancé de plus d'un siècle par Bau-hin, Spigel, etc., mais encore parce qu'il reconnaît lui-même que cette disposition lui a été signalée par un autre anatomiste. « Præterea ductus cysticus hic in conspectum
« venit cum sua tortuositate, qua destituuntur vesiculæ
« felleæ quadrupedum ; hanc autem tortuositatem primo
« nobis demonstravit et per figuras illustravit expertissi-
« mus vir Dr Mauritius ab Reverhorst, et quod notandum
« tortuositas hujus ductus producit variis locis in sua ca-
« vitate prominentes, valvulas representantes, quæ ob-
« staculo sunt ne vesicula fellea involuntarie sese exo-
« neraret absque vesiculæ stimulo. » Thesaurus X, n° 68. Ruysch et Caldesi ont donné des figures des valvules du canal cystique ; je les ai fait reproduire. Caldesi, *Fig. 1* ; Ruysch, *Fig. 2*.

une œuvre de science, et je pense y être parvenu, ne fût-ce qu'en montrant la nécessité de remonter aux livres anciens et de ne pas croire que les connaissances se trouvent toutes reproduites et résumées dans les livres classiques modernes.»

Les auteurs ne sont pas non plus d'accord sur le nombre des valvules ; Vieussens dit qu'il y en a trois plus grandes

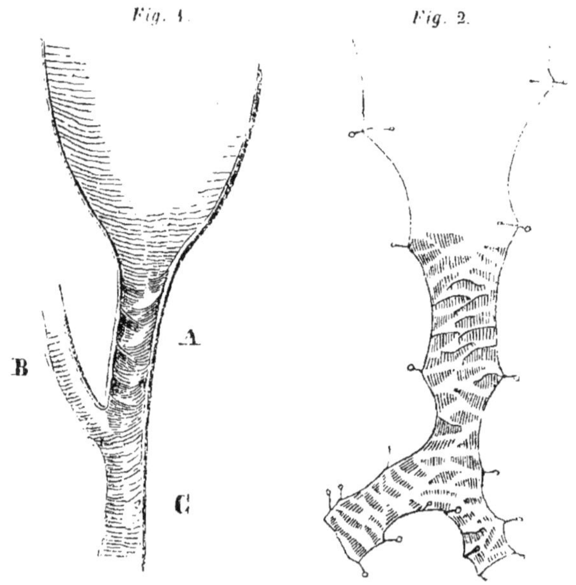

près du col de la vésicule, et sept plus petites dans le conduit cystique. Spigel n'en décrit que trois : « Vesicula fellis » sensim in augustiorem meatum desinit. unde cysticus » meatus ubi valvulæ tres bilis regressum præpedientes » sitæ sunt. » Les figures de Ruysch et de Caldesi montrent un grand nombre de replis valvulaires en nombre variable. Dans le but d'être fixé sur la véritable disposition des valvules du conduit cystique, je l'ai examiné sur trente cadavres environ, et j'ai trouvé une grande irrégularité dans leur nombre et leur forme ; le plus ordinairement, comme l'a dit Vieussens, il y en a deux ou trois très-apparentes près du col de la vésicule ; elles diminuent de grandeur pour se transformer en plis et rugosités, ou même elles disparaissent à mesure que le conduit se rapproche du canal hépatique. J'ai conservé et fait dessiner deux canaux cystiques, remarquables plus que les autres par l'irrégularité de ces valvules et leur grandeur. *Fig.* 3 et 4.

Je n'ai jamais pu rencontrer une seule fois la disposition
en spirale parfaitement régulière dans toute la longueur
du canal ; cependant je ne la nie pas, puisque tant d'anatomistes paraissent l'avoir observée. Cela, au surplus, me
semble de peu d'importance.

Fig. 3. Fig. 4.

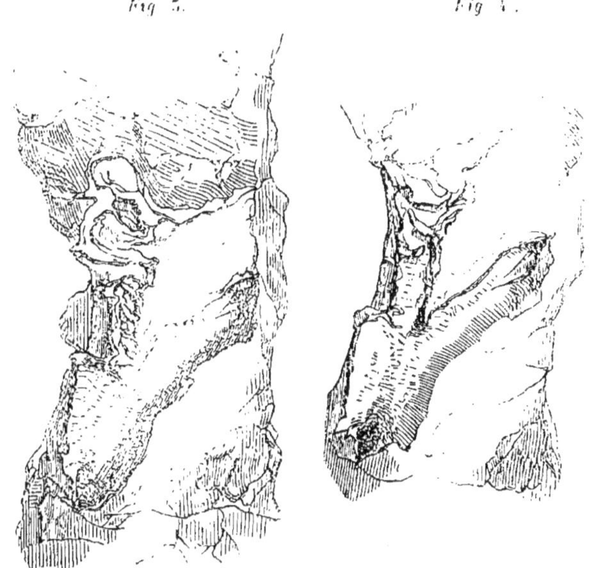

Maintenant, quelle est l'influence des valvules du canal
cystique sur le cours de la bile? Ici encore il y a dissidence d'opinion.

Bien loin d'admettre que les valvules ralentissent l'abord
de la bile dans la vésicule, Laurentius veut que la totalité
de ce liquide vienne séjourner dans la vésicule avant d'arriver au duodénum. Après avoir combattu l'opinion de
Fallope, qui fait arriver directement la bile du foie dans
l'intestin, il ajoute que la communication est plus facile entre la vésicule et le duodénum qu'entre le canal hépatique

et l'intestin, et il cherche à le prouver par l'expérience sui-
vante : « Si vous placez un tube dans le canal hépatique
et que vous souffliez, vous verrez la vésicule se gonfler
plutôt que l'intestin ; si vous placez le tube dans la vésicule, le conduit de l'intestin s'enflera, mais non celui du
foie. » Ainsi, la bile arrive du foie à la vésicule, d'où elle est
reprise pour être portée dans le duodénum : « Ita fertur
» bilis ab hepate primum ad vesiculam, a qua mox in duo-
» denum extraditur. (Laurentii opera, lib. 6, quæstio 24 :
1628.)

J'ai repété l'expérience indiquée par Laurentius, medecin
de Henri IV, et je l'ai trouvée exacte dans le premier
point, non dans le second ; c'est-à-dire que si l'on souffle
par le canal hépatique, l'air passe plus facilement dans la
vésicule biliaire que dans le duodénum ; mais si l'on pousse
l'air par la vésicule dans les conduits biliaires, il reflue
dans le canal hépatique et le distend avant de passer dans
l'intestin, ce qu'explique très-bien l'étroitesse et l'obli-
quité de l'ouverture de communication du canal cholédoque dans le duodénum ; tandis que l'on ne comprendrait
pas pourquoi l'air, poussé par la vésicule et le conduit cystique, ne pourrait pas refluer dans le canal hépatique, puisque ce dernier, plus large que le cystique, semble, plutôt
que lui, donner naissance au cholédoque. Mais ce qui nous
occupe, ce n'est pas de savoir si la bile retenue dans le canal
cholédoque par la résistance de l'ouverture de communication, résistance variable suivant la plénitude ou la vacuité
de l'intestin, reflue dans le canal hépatique, mais d'étudier
son passage dans la vésicule et sa sortie de cette poche.
La valvule, la *vis d'Archimède renversée*, pour employer la
bizarre expression de M. Amussat, ralentit-elle le cours de
la bile? favorise-t-elle son entrée ou sa sortie ?

Si, pour apprécier la perméabilité du conduit cystique,
on cherche à y passer un stylet, on trouve, contrairement à

ce que dit Schelammer, phys. c. 214, une difficulté presque
égale à le faire cheminer d'un bout comme de l'autre. L'ar-
rivée de la bile dans la vésicule, de même que sa sortie,
paraissent donc devoir être ralenties par les valvules ; en
réfléchissant, on reconnaît que la manière dont la fonction
s'exécute explique cette disposition : la bile, en effet, che-
mine dans ses canaux en obéissant principalement aux lois
de la pesanteur. Or, la position du foie éprouvant des
changements très-considérables dans la station, dans le
décubitus sur l'un ou l'autre côté, il importait que la communication ne fût pas trop facile pour que le flux et le
reflux du liquide du canal cholédoque dans la vésicule, *et
vice versa*, ne fussent pas trop brusques.

Voulant vérifier quel est dans la station le rapport du fond
de la vésicule avec le duodénum, voici comme je m'y suis
pris : J'ai introduit dans la vésicule par son fond une petite
sonde en gomme, je l'ai engagée aussi avant que possible
dans le conduit cystique, puis j'ai fendu ce canal jusqu'à
sa jonction avec le cholédoque ; la sonde est entrée dans ce
conduit et a cheminé jusqu'au duodénum, dont la paroi a été
percée pour lui donner accès, car il n'y a pas à songer à
pénétrer par l'ouverture naturelle, oblique et étroite. Un
liquide fut introduit dans l'intestin lié des deux bouts, et le
cadavre ayant été placé sur ses pieds, le liquide s'écoula
aussitôt par la sonde ; sa flexibilité était assez grande pour
ne pas déranger les rapports des organes. Dans cette expérience, j'étais assisté de M. Belin, interne des hôpitaux.

Il n'est pas inutile d'observer cependant, et Vieussens
l'avait fait avant moi, que ces valvules conniventes ou replis, ont, pour la plupart, leur concavité tournée vers l'intestin ; il doit donc en résulter plus de lenteur encore pour
l'entrée dans la vésicule que pour la sortie ; la déclivité de
la vésicule du fiel dans la station, et surtout dans l'incur-
vation du corps en avant, nécessaire à la plupart des tra-

vaux des champs, destination primitive de l'homme, explique l'utilité de cette disposition. Dans les quadrupèdes,
pour lesquels cette cause de ralentissement semblerait plus
nécessaire, une autre organisation remplace ces replis in-
térieurs ; c'est pour beaucoup d'entre eux une plicature,
une torsion de tout le canal, produites par des brides cel-
luleuses.[Cette torsion du conduit cystique est surtout re-
marquable dans la panthère, comme on peut le voir dans
la fig. 5, empruntée au grand ouvrage de Buffon.

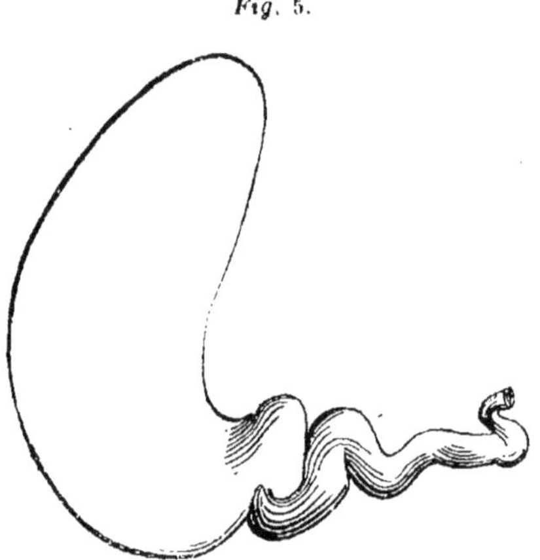

Fig. 5.

Les animaux, lorsqu'ils sont libres de suivre leurs instincts,
se couchent et s'abandonnent au sommeil après le repas.
Pour l'homme, le décubitus sur le dos ou sur le côté ; pour
les animaux, le décubitus sur le côté, et même sur le ventre,
à cause de la pression exercée par les viscères sur la vésicule, favorisent le flux de la bile dans le duodénum ; c'est en
effet le moment où son mélange avec les matières alimen-
taires est nécessaire à la digestion. Ainsi se manifeste l'accord entre la disposition organique et les fonctions. La déclivité du bord du foie et de la vésicule augmente avec

l'âge; de là peut résulter plus de lenteur dans le retour de la bile vésiculaire ; de là, peut-être aussi, l'une des raisons de la fréquence de la constipation chez les vieillards.

Pour expliquer le retour de la bile de la vésicule du fiel dans l'intestin, l'on n'a pas manqué de dire que cette poche et les conduits biliaires sont pourvus d'une paroi musculeuse. M. Amussat, dans son mémoire à l'Académie des Sciences, dit avoir découvert cette structure, et pourtant il ajoute que ni le pincement ni les caustiques, ni même la pile galvanique, ne font contracter ces singulières fibres musculaires. Les anatomistes du dix-septième siècle, qui n'avaient pas à leur disposition la pile galvanique comme moyen de vérification, supposaient aussi une organisation musculeuse aux parois de la vésicule ; aussi Bergerus décrit-il trois plans de fibres : *Collecta bilis... ope contractione musculosæ tunicæ fibrisque contextæ motricibus trium generum rectis obliquis et transversis, optissimæ ad continendum pariterque, expellendum...* Spigellius décrit aussi trois plans de fibres, mais il ne dit pas quelle est leur nature : *Membrana propria crassa validaque et triplici fibrarum genere intertexta ex quibus extimæ transversæ sunt, intimæ rectæ ; mediæ inter utrasquæ obliquæ.* (*De humani corpore fabrica, lib. 8, 1645*).Vieusseus n'admet pas la structure musculaire : « Jamais, dit-il, je n'ai pu découvrir dans les tissus de la « vessie du fiel, aucun de ces conduits charneux qu'on « observe dans les parties musculaires. » (De la structure de l'homme, chap. 14, liv. I, 1715). D'autres auteurs, Haller entre autres, refusent de reconnaître une structure musculeuse à la vésicule du fiel, et les observations que j'ai faites au microscope m'engagent à partager complètement cette opinion : on voit une espèce de trame très-uniforme, trèsserrée, dont les mailles se croisent à angles droits, mais rien qui ressemble à la fibre musculaire.

Voilà une longue dissertation sur un point de science

assez restreint; j'ai dit quelle circonstance m'a conduit à l'écrire; je retourne à d'autres études susceptibles d'applications plus utiles.

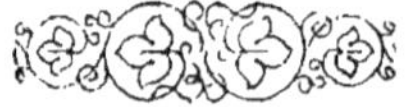

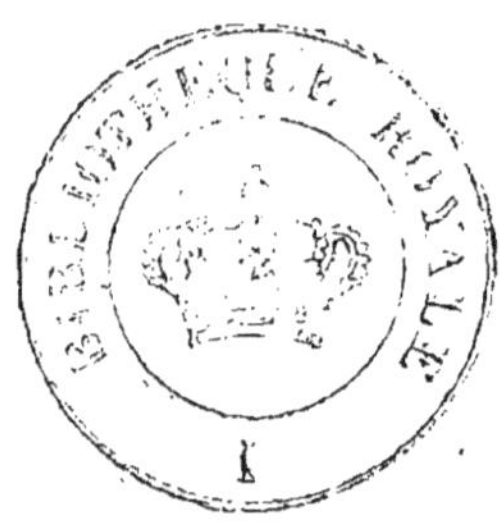

Paris. — Typ. LACRAMPE et C°, rue Damiette, 2.